AF370875

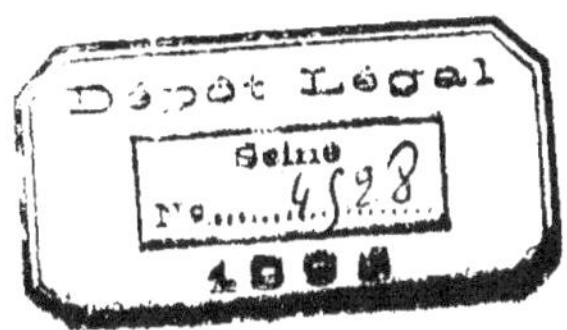

FIBRO-MYOME DE LA PAROI ABDOMINALE RÉCIDIVÉ

par J.-A. Doléris et Mangin.

Les tumeurs fibreuses développées dans l'épaisseur de la paroi abdominale ne sont pas très fréquentes. Cependant, dans un travail assez récent, MM. Labbé et Rémy (1) ont pu en réunir une centaine d'observations. Ces tumeurs se développent presque exclusivement chez les femmes (on en a observé 4 fois seulement chez des hommes, sur 100 cas). Elles ne se montrent que pendant la période sexuelle. D'après Nélaton, on retrouverait la grossesse comme antécédent constant ; si cette proposition n'est pas absolue, il est certain que l'existence de ces tumeurs, chez des nullipares, est tout à fait exceptionnelle. Les grossesses paraissent avoir une influence très marquée sur l'accroissement de ces tumeurs, qui diminuent, en revanche, après l'accouchement.

Le pronostic est généralement favorable, les récidives sont rares.

Au point de vue histologique, on décrit ces tumeurs comme formées de fibrome pur ou de fibro-sarcome. Une observation récente publiée par M. Le Dentu (2), relate l'histoire d'un fibrome développé dans la cicatrice d'une laparotomie faite sept ans auparavant. L'examen histologique pratiqué par M. Pilliet montre qu'il s'agissait d'un fibrome pur.'

Cependant on a rencontré, à titre exceptionnel, des fibro-myomes dans la paroi abdominale. MM. Labbé et Rémy en rapportent quatre observations dues à Buntzen (3), Grœtzer (4), Duchaussoy (5) et Panas (6). Pour le dernier cas, MM. Labbé et Rémy font observer qu'il est probable que la tumeur a eu le ligament rond comme point de départ, ce qui expliquerait sa structure fibro-

(1) Labbé et Rémy, *Traité des fibromes de la paroi abdominale*, 1888.
(2) Le Dentu, *Société de Chirurgie*, 12 mars 1890.
(3) Buntzen, *Hopital Tidende*, 11e année, nos 40-41.
(4) Grœtzer, *Inaug. Dissert.* Breslau, 22 juillet 1879.
(5) Duchaussoy, *Journ. de méd. de Paris*, n° 24, 13 décembre 1885.
(6) Labbé et Rémy, *Traité des fibromes de la paroi abdominale* 1888.

myomateuse. Dans aucun de ces cas, il n'a été signalé de récidives.

Nous avons eu l'occasion, chez deux sœurs, d'opérer deux tumeurs de la paroi abdominale, qui présentent la constitution histologique du fibro-myome. Chez la seconde malade la tumeur a récidivé au bout d'un an ; elle a été enlevée à nouveau et on a pu constater qu'elle avait conservé la même structure microscopique.

Voici la relation de ces observations et de l'examen histologique des tumeurs :

OBSERVATION I.

Mme G. 37 ans. — Fibrome intramusculaire de l'abdomen, opéré le 3 août 1891.

Pas d'antécédents héréditaires. Jamais malade, obèse. Réglée à 12 ans, règles avançant de deux à trois jours. Pas de leucorrhée. Mariée à 20 ans, 3 enfants en 4 ans, le quatrième 12 ans après : pas de suites de couches. Deux mois après le début de la dernière grossesse, la malade sentait une pesanteur dans le bas-ventre, tumeur qui semblait se déplacer quand la malade se levait. Elle alla voir M. Doléris, qui diagnostiqua grossesse et tumeur et surveilla cette tumeur pendant la grossesse. Accouchement heureux ; fut opérée 4 mois après, avril 1890. Ovariotomie. Guérison.

Quelques mois après a senti des douleurs vagues dans le flanc droit, augmentant par la pression de la ceinture, déterminant de l'endolorissement de la cuisse. M. Doléris diagnostique fibrome dans l'épaisseur du muscle transverse dès le mois de juillet 1891.

Opération le 3 août 1891.

Incision sur les deux tiers inférieurs d'une mince cicatrice qui permet de reconnaître une poche d'éventration de 5 à 6 centimètres de diamètre à l'angle inférieur. L'examen direct montre que le moignon du col réduit à un nodule insignifiant est appendu à une bride aplatie, blanchâtre, longue de 2 à 3 centimètres et accolée à la paroi abdominale. L'examen de l'abdomen fait reconnaître que les reins sont bien à leur place et que la tumeur sentie du côté droit fait une saillie très peu prononcée au-dessous de la couche fibreuse sous-péritonéale et paraît fixée à la crête de l'os des îles vers son tiers moyen. Dès lors il était plus simple de pratiquer l'extraction du fibrome par une incision à la peau. La plaie abdominale est refermée après résection de toute l'épaisseur du ligament au niveau de l'éventration. La nouvelle ligne de sutures comprend toute l'épaisseur de la paroi et par suite de la résection se trouve légèrement incurvée.

Incision de la paroi latérale droite de l'abdomen au point correspondant à la tumeur, suivant une direction sensiblement parallèle aux fibres du grand oblique. Au fond de l'incision on saisit une tumeur blanchâtre, de la grosseur d'un œuf, logée profondément au milieu des masses musculaires, probablement entre le transverse et le petit oblique et adhérant très fort au périoste et à l'aponévrose d'une part et, d'autre part, paraissant fusionnée par sa surface avec les fibres striées

des muscles avoisinants, à tel point qu'une certaine partie de ces fibres
sont arrachées avec la tumeur.

Suture et drainage, suites opératoires très simples.

OBSERVATION II.

Mme Adrienne D., 26 ans (sœur de Mme G.).

Réglée à 12 ans, toujours régulièrement, jamais de maladies ; fréquentes épistaxis dans sa jeunesse. Mariée à 19 ans, accouchée à 21 ans, après une excellente grossesse. Accouchement normal, a nourri son enfant ; veuve depuis. N'a jamais rien eu du côté de l'utérus. Pas d'obésité.

Il y a 4 mois, Mme A. D. s'est aperçue qu'il lui venait dans l'aine droite une tumeur dure qui grossissait rapidement.

Cette tumeur est située exactement au-dessus de l'arcade de Fallope, avec laquelle elle est fusionnée par en bas. Par en haut, au contraire, on peut assez bien passer les doigts derrière elle.

La forme est ovoïde allongée parallèlement à l'arcade.

Le volume est égal à celui d'un œuf de poule. L'extrémité externe arrive à 1 travers de doigt en dedans de l'épine iliaque antérieure et supérieure. L'extrémité interne à un travers de doigt de la ligne médiane.

La tumeur est un peu mobile de bas en haut et pas du tout dans le sens de l'arcade. Elle se confond avec les trousseaux fibreux et aponévrotiques qui partent de l'épine iliaque et du voisinage de la crête ; en dedans avec l'aponévrose du grand oblique. Elle est saillante sous la peau, qui est mobile sur elle, et adhérente par sa face profonde.

La douleur est modérée, rare, et se propageant vers le trajet inguinal. La consistance de la tumeur est dure et fibreuse.

Opération le 27 mars 1895 : incision parallèle à l'arcade crurale, de 6 centimètres environ, qui ouvre la peau, le tissu cellulaire, l'aponévrose du grand oblique et découvre la partie supérieure de la tumeur, sur laquelle on distingue des faisceaux du petit oblique, les uns passant sur elle, les autres adhérant plus ou moins fortement. La dissection de cette partie est relativement facile ; quant à la partie inférieure, elle est intimement fusionnée avec les fibres de l'arcade crurale, qu'il faut sectionner aux ciseaux du côté du pubis et du côté de l'épine iliaque pour achever l'énucléation. Tous ces tissus sont durs, fibreux et crient sous la lame.

Pas de sang. 4 sutures profondes et totales au crin de Florence ; 2 points superficiels. Un drain est laissé dans la plaie qui est quelque peu anfractueuse.

Pansement à l'aristol et à la gaze iodoformée ; compression par un bandage de corps.

Ce qui suit est la reproduction textuelle de l'observation de la même malade relative à la récidive de tumeur dont on vient de lire l'historique et la première opération et rédigée par M. Mangin.

Mme D... est âgée de 27 ans, réglée régulièrement depuis l'âge de 12 ans, toujours sans souffrance, s'est mariée à 20 ans et a eu aussitôt une grossesse bonne.

Antécédents de famille assez caractéristiques : — cousine germaine morte d'une affection de l'utérus, — sœur plus âgée a été opérée il y a 6 ans par *Doléris* d'une tumeur fibreuse de l'utérus à marche rapide : six mois après, nouvelle opération pour une tumeur de la paroi abdominale siégeant à droite, au-dessus de l'arcade de Fallope ; depuis pas de récidive.

Mme D..., depuis janvier 1895, a vu se développer une tumeur semblable à celle de sa sœur, avec même siège dans le côté droit, au-dessus de l'arcade de Fallope,

Doléris l'opéra en avril 1895 et enleva une tumeur de la grosseur d'un œuf de dinde, située dans la paroi abdominale, intéressant à la fois l'aponévrose du grand oblique et l'arcade de Fallope. Elle n'avait pas d'adhérences avec le fascia transversalis.

La tumeur fut considérée comme bénigne. A l'examen fait au laboratoire de Doléris on ne trouva que du tissu fibreux sans trace de sarcome ou autre tissu malin.

Deux mois après cette opération, un noyau induré commença à reparaitre un peu au-dessus de la cicatrice : il était sans adhérences à la peau. Il se développpa assez rapidement, et, lorsque la malade vint nous trouver en janvier 1896, la tumeur était à peu près de la grosseur du poing, un peu allongée, dure et bosselée, sans adhérences avec la peau, mais avec adhérences profondes devant certainement dépasser le fascia transversalis et arriver au moins au péritoine ; la malade commençait à souffrir, les douleurs étaient plutôt profondes et semblaient indiquer un travail de péritonite localisée.

L'extirpation, complète et faite aussitôt que possible, nous sembla le seul parti à conseiller à Mme D.

Nous nous attendions à certaines difficultés opératoires, et nous avions annoncé à la famille que nous serions obligé d'enlever une partie de la paroi abdominale et un morceau du péritoine, et que nous aurions à craindre pour l'avenir une éventration.

L'opération ne fut acceptée qu'en février 1896 (6 février). — La tumeur était très adhérente au péritoine sur une largeur de 5 centimètres sur 7 de longueur ; de la péritonite localisée avait amené des adhérences avec l'intestin et l'épiploon, adhérences qui rendirent l'extirpation un peu longue.

Dans le pédicule, nous trouvâmes une grosse artère, branche de l'épigastrique, ce qui nous fit supposer que le point de récidive avait dû paraître au niveau du canal inguinal. Au cours de l'opération, celui-ci fut largement ouvert, la tumeur plongeant dans l'abdomen par cet orifice.

La réunion des deux lèvres du péritoine fut assez difficile, étant données les adhérences intestinales et la large perte de substance que nous avions été obligé de produire ; — quelques points en bourse fermèrent la plaie ; mais nous ne nous fîmes pas illusion sur la solidité d'une pareille paroi, sans soutien musculaire ni aponévrotique.

Les suites furent très simples, les cinq premiers jours ; le sixième, nous constatâmes un peu de rougeur de la plaie, coïncidant avec une élévation de température, 38°. La malade nous avoua avoir dérangé son pansement pour se gratter. — Elle avait, à ce moment, ses règles.

Nous assistâmes alors au développement d'un érysipèle.

L'érysipèle en question ne semblant pas très virulent, nous cherchâmes seulement à en enrayer l'extension au delà de la région de l'aine par des badigeonnages d'ichthyol alternant avec des pansements humides au sublimé. Il se localisa très vite et n'amena qu'un peu de désunion de la ligne de suture. La sérosité louche extraite de la plaie le 7e jour nous montra quelques streptocoques. La température ne dépassa pas 39° 5.

A la fin de février, la malade retourna chez elle ayant encore, pour quelques jours. un léger point de suppuration au niveau de la suture.

Examen histologique de ces trois tumeurs pratiqué par M. Bourges.

L'aspect étant le même pour les trois tumeurs, la même description s'applique à chacune.

Certaines parties périphériques de ces tumeurs donnent l'aspect du fibrome compact : masses fibreuses homogènes, peu ou pas fasciculées, très peu vasculaires, contenant une très petite quantité de cellules fixes. Au milieu de ces blocs fibreux sont enchâssées quelques fibres musculaires striées, qui ont été dissociées par le fait du développement anormal du tissu fibreux environnant. Cette structure observée, sur certaines coupes, provient de ce que la tumeur fait corps en ces points avec l'aponévrose extrêmement épaissie. Ces tumeurs ne sont pas encapsulées. mais se confondent avec les tissus qui les entourent.

Les coupes portant sur les parties plus centrales de ces tumeurs montrent qu'elles sont formées de minces faisceaux de tissu conjonctif reconnaissable à son aspect fibrillaire, formant un réseau à mailles larges, dans lesquelles sont contenus des travées d'éléments cellulaires pressés les uns contre les autres. Ces éléments sont allongés en longs fuseaux et munis chacun d'un noyau ayant l'aspect d'un bâtonnet allongé et onduleux. Ailleurs, ces éléments sont coupés suivant un plan perpendiculaire à leur grand axe et se présentant sous l'aspect de corps cellulaires et de noyaux arrondis.

Les vaisseaux sont peu nombreux, surtout dans les coupes de la première tumeur (celle de Mme G....). En présentant, pour la plupart, particulièrement dans la troisième tumeur (récidive), un envahissement de leur cavité par des éléments paraissant arrondis, à noyaux circulaires dans les vaisseaux coupés en travers, allongés au contraire, à noyaux formant de longs bâtonnets. dans les vaisseaux coupés en long.

En résumé : le groupement en rubans et en îlots des cellules qui composent la majeure partie de ces tumeurs, leur enlacement par des faisceaux conjonctifs, la faible vascularité du tissu et surtout l'aspect particulièrement allongé de ces cellules fusiformes, ainsi que la forme en bâtonnets sinueux de leurs noyaux, qui est particulièrement caractéristique de la fibre lisse et s'observe très bien dans les trois cas, surtout après dissociation, ou dans les coupes colorées par la safranine, permettent de considérer ces tumeurs comme étant de nature fibro-myomateuse (1).

Ces observations nous semblent intéressantes au triple point de vue : de la nature de ces tumeurs, de leur origine et de la récidive de l'une d'elles.

Nous avons vu combien les fibro-myomes de la paroi abdominale semblaient rares, si l'on s'en rapporte à la littérature médicale. Ils ne sont cependant pas aussi exceptionnels qu'on pourrait le croire, comme le montrent nos observations ainsi que les faits que nous a cités M. Gombault.

Quelle est l'origine de ces tumeurs ? sont-ce des néoplasmes hétérotypiques développés au sein de tissus sans relation avec leur structure, ou bien reconnaissent-elles comme point de départ le tissu musculaire lisse du ligament rond ? Dans les deux cas que nous rapportons, la situation des tumeurs permet de soutenir les deux hypothèses, sans qu'on puisse donner une affirmation certaine.

Quant à la récidive de la deuxième tumeur, il est probable que le néoplasme n'étant pas encapsulé n'avait pu être complètement énucléé, du fait de sa limitation mal déterminée, à moins que, dans l'hypothèse d'un néoplasme développé en dehors du ligament rond, on ne suppose que sa nature hétérotypique lui imprime un caractère de malignité. Mais alors on ne s'expliquerait pas pourquoi la tumeur du premier cas n'a pas récidivé.

N. B. — L'examen pratiqué d'abord par M. Mangin lui avait laissé l'impression d'un fibro-sarcome, tumeur maligne qui devait nécessairement récidiver encore et à bref délai. — L'avenir nous dira le dernier mot sur ce point particulier.

---

(1) M. Gombault, à qui nous avions montré les préparations de ces trois cas, nous a dit avoir eu l'occasion de pratiquer deux ou trois fois l'examen histologique de fibromes de la paroi abdominale, et d'avoir également constaté, dans ces cas, qu'il s'agissait de fibro-myomes.